MOYEN SUR ET PROMPT

DE GUÉRIR

LE CROUP

Par le Docteur **MISSOUX**, de Fournols,

Élève et Lauréat des Hôpitaux et de l'École pratique de Paris, — Membre de plusieurs Sociétés savantes, — Inventeur du Granit-Engrais, — Auteur de plusieurs travaux importants sur la Médecine, la Chirurgie, la Météorologie, la Statistique, la Linguistique, l'Agriculture, la Pisciculture, l'Archéologie, — Auteur notamment de la curieuse découverte et de la description de la Voie romaine de la Gaule celtique et de ses affluents.

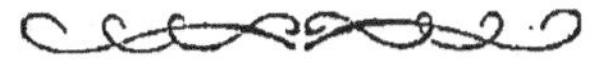

AVANT - PROPOS.

Le Croup est une maladie si grave, qu'abandonnée à elle-même, elle est considérée par les grands maîtres de l'art comme presque constamment mortelle; on peut en dire de même lorsqu'elle n'est traitée que par des moyens inefficaces, par les remèdes enfin qui sont conseillés vulgairement dans les traités français sur la matière.

Cette maladie est la terreur des parents et le fléau de l'enfance; les moyens médicamenteux ont même été considérés tout récemment comme parfaitement inutiles, ce qui fait qu'en beaucoup de localités les médecins se sont exercés à avoir recours à la trachéotomie, et par ce moyen on a arraché quelques victimes à la mort. Mais ce moyen n'est guère applicable dans les campagnes, d'où il résulte que cette désespérante condition a excité tout le corps médical à rivaliser de zèle de toutes parts, afin de découvrir un moyen curatif. Les médecins ont fait de louables efforts pour parvenir à la cure de cette maladie, et chacun a prôné sa méthode ou son spécifique; une foule de moyens ont été prônés, et il en est résulté à la fin une espèce de cahos où le praticien a de la peine à se reconnaître. Cependant cette maladie n'est pas au-dessus des ressources de l'art; mais pour la traiter convenablement, il s'agit de reconnaître quelle est son essence, de savoir enfin à quoi elle est dûe, pour se rendre compte de quelle modification elle est susceptible, pour en changer la nature, afin de ramener les tissus morbides à leur état normal. Sans cela, on agit au hasard, on voyage dans le vague de l'inconnu.

Jusqu'en 1843, j'ai suivi les traitements conseillés par les auteurs, et j'ai eu le déboire de ne sauver aucun malade; mais, à cette époque, ayant eu connaissance d'un autre remède, je l'employai seul dans un cas fort grave que selon toute apparence je devais croire mortel, et je réussis au delà de mes espérances. La guérison fut prompte, définitive, et la convalescence immédiate. C'en fut assez pour m'engager à ne pas changer de médicament; je persistai donc dans les cas suivants, et après avoir obtenu de la sorte quatorze guérisons consécutives de croup bien caractérisé, j'en conclus, non-seulement que le croup etait curable, mais encore que c'était une des maladies les plus promptes et les plus faciles à guérir. Deux cas de non réussite arrivés à une période beaucoup trop avancée, chez des sujets mal disposés par une constitution débile, n'ébranlèrent point mes convictions. Et cette première série de cures consécutives avait laissé dans mon esprit une profonde impression, lorsque, il y a deux ans, une nouvelle série de faits nombreux vint s'offrir de nouveau à mon expérimentation. Ce public dont la confiance ne s'est jamais démentie depuis trente-cinq ans, avait gardé le souvenir des cures que j'avais précédemment opérées; il eut de nouveau recours à moi dans le moment du danger, et, lorsque certaines populations étaient décimées par l'épidémie et que pas un seul des malades ne se sauvait, me donna l'occasion de guérir une série de malades six fois plus nombreuse que la première, tandis qu'un seul malade périssait par le fait d'une maladie autre que la première, survenue inopinément. Des faits de cette nature parlent trop haut pour les laisser inconnus, et comme ils ont eu d'ailleurs du retentissement, j'ai pris le parti de ne les pas laisser dans l'oubli. Les cas qui se sont présentés à ma pratique n'ont pas été faits exceptionnellement pour moi, ils étaient aussi graves que les autres, c'est donc à la méthode de traitement qu'il faut attribuer la diversité des événements. Je me suis entouré de toutes les précautions nécessaires afin d'éviter l'erreur, j'ai traité des malades conjointement avec des confrères, j'en ai traité isolément, toujours le même résultat. — Et je me suis mis en mesure de pouvoir établir, par une enquête contradictoire, la sincérité de ce que j'avance, comme il convient à un homme qui se respecte autant qu'il a l'habitude de respecter les autres. Il n'a pas tenu à moi que ces faits ne fussent connus plus tôt mais bien aux préventions d'autrui : *Nihil præ medicorum invidiam.* On a vu des savants de fraîche date, sans pratique personnelle, s'ériger en grands maîtres de l'art, et n'ayant aucune donnée pour invalider les faits fournis par autrui, vouloir s'établir comme écran pour empêcher de percer la vérité ; ils l'auraient pu reconnaître facilement par une expérimentation qui leur aurait été propre, s'ils se fussent dit à eux-mêmes, comme l'a fait naguère une des sommités de la science : voyons, expérimentons nousmêmes pour nous assurer de la réalité des faits ; mais l'ignorance et l'inexpérience sont ordinairement présomptueuses, c'est le cas de dire : *Erudimini vos qui educatis terram.*

Cependant, ce sont les faits qui font la science, et des faits nombreux, qui parlent tous dans le même sens, ont une trèsgrande importance et méritent un mûr examen. C'est pour correspondre à la confiance de ce public qui a souvent parcouru de grandes distances pour me suivre dans mes pérégrinations, que je me suis décidé à faire connaître le résultat de ma pratique de dix-huit ans, qui m'a toujours donné des faits identiques, lesquels m'ont permis d'émettre avec quelque confiance les propositions suivantes.

Je n'entreprendrai pas de donner une description complète

de cette maladie, ni d'exposer toutes les distinctions scolastiques qui demanderaient des développements capables de remplir plusieurs volumes in-folio; je me bornerai donc à exposer sommairement ce qui est utile pour l'intelligence du sujet que je veux traiter, et de l'objet que je dois remplir ;

Savoir : établir que le croup et l'angine couenneuse sont très-curables, et le moyen qui réussit le mieux pour parvenir à cette fin.

Je me résumerai donc, le plus succinctement possible, afin de n'être pas fastidieux, et ne citerai qu'un petit nombre d'observations les plus saillantes, nécessaires pour l'intelligence de mon sujet, énonçant d'ailleurs que le petit travail qui va suivre n'est qu'un extrait, un résumé d'un travail beaucoup plus volumineux, et de preuves nombreuses, que je réserve et destine à être mises sous les yeux de celui qui voudra de plus amples renseignements.

Je dirai, pour établir la supériorité de la méthode que j'emploie, que les malades sont débarrassés promptement, sûrement et sans récidives, que la plénitude de la respiration leur est rendue immédiatement, et qu'une alimentation réparatrice peut leur être administrée dans un bref délai, deux conditions essentielles pour une prompte convalescence et pour obtenir des forces suffisantes capables d'empêcher une intoxication générale, l'absorption des substances alimentaires ne laissant point de place à l'absorption des substances délétères. Je déclare d'ailleurs professer un profond respect pour les opinions et les travaux d'autrui, qui sont généralement très-louables, me reposant complètement sur le bon sens du public impartial et désintéressé pour décider laquelle des méthodes doit avoir la préférence.

A l'avenir seul il appartient de juger la question.

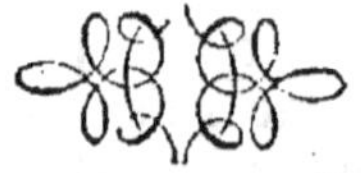

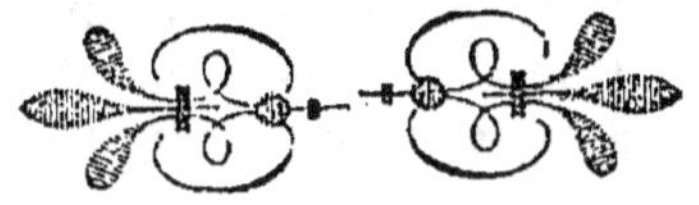

I firmiter benefaciendo.

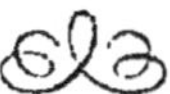

SÉRIE DE PROPOSITIONS.

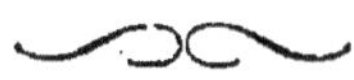

Le croup et l'angine couenneuse me paraissent complètement identiques dans leur origine et dans leur essence, ne différant l'un de l'autre que par leur siége. Ce sont des angines d'une nature toute spéciale qui ne sont pas dues à une inflammation franche, mais bien à une fluxion et à une congestion de sucs plastiques qui s'accumulent dans le tissu des membranes muqueuses qui tapissent les points d'origine des voies digestives et des voies aériennes. Ces sucs plastiques sont d'une nature mucoso-albumineuse; ils sont transsudables et concrescibles au-dessous de l'épithélion qui sert d'épiderme aux membranes muqueuses de ces parties, et par la coagulation de ces sucs ils y forment des concrétions en manière de fausse membranes, lesquelles, ajoutant leur volume a celui des muqueuses déjà gonflées, obstruent les passages étroits des voies aériennes et, empêchant l'accès de

l'air dans les poumons, produisent l'asphyxie et la mort.
Dans le larynx, la trachée et les bronches, cette affection
constitue ce qu'on est convenu d'appeler le croup.

Lorsqu'au contraire cette maladie se borne à la bouche,
au voile du palais, aux amygdales, au pharynx, elle constitue
ce qu'on appelle l'angine couenneuse. Ces concrétions sont
comparables à celles que l'on remarque à la surface de cer-
tains vésicatoires lorsqu'il existe une certaine plasticité du
sang que j'appellerai l'albuminose.

Les concrétions du croup et de l'angine couenneuse sont
reproductibles tant que subsistent dans les tissus organisés
les sucs plastiques dont la coagulation forme les fausses membranes, et ce n'est point à l'inflammation franche que ces
concrétions sont dues.

Le croup et l'angine couenneuse sont dus primitivement à
une cause externe, et constituent une maladie locale ; mais
par la suite de la dégénération de la substance qui constitue
leurs concrétions qui tendent à se décomposer et à passer à
l'état putride, la matière ichoreuse qui résulte de leur décom-
position est résorbée, passe dans le torrent de la circulation
et infecte toute l'économie ; ainsi la maladie se généralise ;
c'est une véritable intoxication croupale, et comme cette
maladie tend à la putridité, on lui a donné dans ces derniers
temps le nom de diphthérite qui signifie corruption.

Il y a donc deux sortes de croups : le croup primitif et
local, et le croup secondaire, autrement diphthérite généralisée. Les causes du croup et de l'angine couenneuse sont de
deux sortes, savoir : les causes prédisposantes ou générales
qui peuvent occasionner toutes les angines, et de ce nombre
sont le froid humide et des substances irritantes portant sur
les voies digestives et aériennes, mais la véritable cause, la
cause efficiante, réside dans un air vicié, dans un miasme
de nature restée jusque-là incohnue. J'ai parfaitement perçu,
dans l'hiver de 1858, l'odeur désagréable du brouillard mal-
sain qui, à cette époque, coïncidait avec la production du
croup et de l'angine couenneuse dans nos montagnes ; il
irritait fortement les yeux et la gorge. Ces deux maladies

régnaient simultanément : le croup, plus fréquent dans l'enfance, et l'angine couenneuse, plus fréquente dans l'âge adulte. Dans quelques cas, ces deux maladies semblaient se compliquer ou se succéder l'une à l'autre ; elles faisaient de nombreuses victimes, presque tous les individus atteints mouraient, surtout dans certaines localités où l'on n'employait que des moyens insuffisants ; quelquefois, l'angine couenneuse paraissant guérie, les sujets mouraient avec les symptômes du croup.

Le croup et l'angine couenneuse, quoique plus fréquents dans les temps froids et humides, n'en règnent pas moins dans toutes les saisons ; ils sont quelquefois sporadiques ou isolés, mais le plus fréquemment ils règnent épidémiquement, et dans ce cas même ils deviennent contagieux, comme de nombreux exemples en fournissent la preuve ; ils sont quelquefois précédés, accompagnés ou suivis de symptômes morbides généraux ; mais dans d'autres cas ils affectent une marche insidieuse, et après avoir cru pendant quelques jours à un simple mal de gorge ou à une bronchite légère, on a vu se développer des symptômes formidables et survenir une mort inopinée. J'ai vu à quatre reprises différentes le calomel, employé à doses purgatives ou en pilules, produire tous les accidents de l'angine couenneuse, trois fois au mois de mai dernier, une fois cet hiver ; le chlorate de potasse en a fait promptement justice. Ce premier médicament hâte le développement de ces maladies, lorsque le génie épidémique y prédispose les populations, et qu'un puissant antagoniste n'a pas, au préalable, modifié les organes.

Le diagnostic du croup peut quelquefois devenir difficile lorsque ses caractères ne sont pas bien tranchés ; cette maladie, cachée dans les canaux étroits de la respiration, ne tombe pas sous le sens de la vue ; semblable en cela à presque toutes les maladies internes, elle n'est en général appréciée que par le sens de l'ouïe et par le tact médical. C'est là que le médecin instruit et expérimenté fait sentir sa supériorité sur celui qui n'aurait connu la maladie que dans les livres. Néanmoins, lorsque le vrai croup existe réellement, il se distingue par des signes si caractéristiques que son existence n'échappe pas à une oreille bien exercée : la raucité particulière de la voix et la toux gloussante que l'on a comparée à l'aboiement d'un petit chien que l'on entend de loin, l'embarras de la respiration par quintes et s'accompagnant fréquemment de cyanose momentanée, et plus que tout cela encore la coexistence de l'épidémie croupale, doivent servir de guide au praticien pour lui indiquer l'existence des fausses membranes. Je dirai plus même, le génie épidémique suffit pour transformer une laryngo-trachéite en vrai croup ; c'en est donc assez pour déterminer la conduite du praticien consciencieux, car mieux vaut employer un remède inutile et inoffensif que de négliger d'employer un remède indispensable.

Ordinairement le croup est mortel s'il est abandonné à lui-même, et les malades meurent asphyxiés avec cyanose ; d'autres fois cependant, et cela arrive lorsque des moyens insuffisants ont. été employés, et que les organes atteints n'ont pas été complétement débarrassés des corps étrangers qui les obstruent ou les embarrassent, la respiration continuant à se faire, l'état diphthérique se prononce, la résorption s'opère et l'intoxication croupale. arrive ; le malade périt sans être cyanosé, et périt par infection, l'extrême précipitation du pouls annonçant constamment l'imminence du danger.

Les symptômes de l'angine couenneuse sont plus évidents, et souvent sont apparents à la vue, mais il peut cependant arriver, surtout lorsqu'un gonflement extrême de la langue existe, que l'on n'aperçoive pas toute l'étendue de la maladie dans le pharynx, mais dans ce cas le gonflement des tissus, qui souvent est extrême, la grande difficulté de la déglutition et souvent l'impossibilité de parler, la gêne de la respiration et la coexistence de l'épidémie instruisent assez sur ce qui existe à l'intérieur ; le toucher, d'ailleurs, y supplée souvent, et l'on juge de ce que l'on ne voit pas par ce que l'on voit. Le danger de cette maladie est presque aussi imminent que celui du croup, si elle est négligée, et l'intoxication diphthérique est au moins aussi à craindre ; elle est cependant plus facile à traiter, étant plus à portée des moyens médicamenteux ou des moyens chirurgicaux appropriés.

Il est inutile ici de se préoccuper de l'existence d'une affection herpétique lorsque l'épidémie croupale coexiste.

Quant à la diphthérite généralisée, elle n'est que le résultat d'un traitement insuffisant, je n'en rencontre plus depuis que j'emploie ma méthode.

J'ai rencontré cinq cas d'angine couenneuse passés à l'état chronique : les malades avaient un épaississement du voile du palais, avaient la voix nasillarde et avalaient difficilement; l'un d'eux éprouvait le mouvement d'une soupape derrière la glotte ; ils sont tous guéris en prenant de la liqueur, une cueillerée, matin et soir.

J'ai rencontré trois cas d'angine tuberculeuse à la langue : cette maladie guérit de la même manière.

Dans le traitement du croup il n'est jamais trop tôt pour employer un traitement actif, et il est souvent trop tard; c'est aux fausses membranes qu'il faut s'attaquer de prime-abord, c'est au médicament le plus efficace contre l'albuminose qu'il faut avoir recours dès le début, et ce médicament c'est le sulfate de cuivre. Ainsi, dès que l'on commence à s'apercevoir de la raucité de la voix, de la toux gloussante, autrement dite croupale, et quelquefois d'une douleur au contact, sur le larynx et la trachée, il faut sans délai se hâter d'employer la solution de sulfate de cuivre à doses répétées et précipitées, c'est-à-dire toutes les dix minutes, ou au plus tard tous les quarts-d'heure, notamment pour les cas pressants, jusqu'à production du vomissement qui ne tarde pas à se manifester, et continuer ainsi jusqu'à l'expulsion complète des fausses membranes qui obstruent les voies aériennes ; dans quelque temps on en a fait justice; l'on reconnaît l'expulsion complète, lorsqu'au ronchus qui existait auparavant a succédé un son sec produit par le passage de l'air dans les voies aériennes, son parfaitement reconnu par une oreille bien exercée. Ou peut dire alors que le malade est guéri, car les fausses membranes croupales ne se reproduisent pas, l'épithélion qui retenait les sucs plastiques n'existant plus, et les muqueuses étant à nu, dégorgées, raffermies et modifiées par le sel de cuivre.

Voici quel est le mode d'action du sulfate de cuivre : lorsque la solution de ce sel est un peu concentrée, qu'elle dépasse notamment de 50 à 60 centigrammes par 100 grammes de véhicule, elle produit pendant l'acte de la déglutition une contraction spasmodique du pharynx qui repousse ce liquide et le lance, partie dans le larynx, partie dans les fosses nasales; il en résulte une toux convulsive, des inspirations et des expirations précipitées et successives, comme lorsque quelqu'un *se noue*, selon l'expression vulgaire, ce qui équivaut à une espèce d'injection caustique dans les voies aériennes. Ce liquide introduit se répand mieux que tout autre dans la continuité des tissus, soit morbides, soit normaux, avec lesquels il est mis en contact, les pénètre profondément, et par les vertus styptiques et cathérétiques qu'il possède, en fait sortir les sucs plastiques qui les engorgent, les coagule, et, par une suite inévitable, en détache les fausses membranes superposées ; c'est l'effet immédiat, effet local. Viennent ensuite s'ajouter une toux violente et les vomissements qui ne tardent pas à expulser le corps étranger à la présence duquel est dû tout le danger. Il en est rigoureusement ainsi, car l'expulsion des fausses membranes est constamment précédée de l'expulsion de mucosités plus ou moins abondantes, gluantes, et parfois sanguinolentes; les membranes bronchiques et trachéales sortent les premières, comme étant les moins épaisses, les moins adhérentes et les plus humides; celles du larynx sortent plus tard, comme ayant les qualités contraires, et pourraient faire croire à la reproduction du croup à un esprit inattentif, en reproduisant dans un ou deux jours les accidents de suffocation, si on avait suspendu l'usage du médicament avant leur expulsion complète.

Quelle que soit sa vertu spécifique ou locale, c'est comme agent topique qu'on doit l'employer dans ce cas, car, ayant eu l'idée de l'employer dans l'angine couenneuse, il y a bientôt deux ans, j'ai depuis cette époque guéri rapidement plus de cinquante cas de ces affections ; il débarrasse rapidement la bouche, le voile du palais, les amygdales et le pharynx, en fait sortir beaucoup de mucosités et tomber des fausses membranes; il agit ainsi, soit employé en gargarisme, soit avalé, et même en refluant dans les narines il en fait sortir beaucoup de liquides aqueux, des mucosités abondantes, et excite sympathiquement la sécrétion des larmes ; il agit mieux et plus rapidement que le nitrate d'argent, et prévient mieux que lui la pénétration de la diphthérite dans les voies aériennes, en devançant sa marche progressive, comme nous l'ont prouvé deux cas curieux arrivés, il y a bientôt deux ans, dans le bourg de Cunlhat : dans l'un, l'angine produisit le croup, et chez l'autre, le croup fut prévenu par le sulfate de cuivre.

Cette action du sulfate de cuivre est également prouvée par ce qui se passe dans les yeux lorsqu'on applique quelques atômes de ce sel sur le bord libre des paupières. Cette solution a bientôt gagné toute la surface des conjonctives. Après l'issue de quelques larmes, l'on sent la surface de l'œil imprégnée d'une humeur grasse qui, après quelques heures de sommeil, est venue se concréter sur le bord ciliaire, et les surfaces des conjonctives se trouvent détergées, et la tuméfaction de leurs tissus considérablement réduite.

Une autre preuve de cette puissante astringence, c'est la forte réduction qu'en éprouvent certaines tumeurs du col de l'utérus qui, dans l'espace de quelques jours, ou tout au plus de quelques semaines, se trouvent souvent réduites des neuf dixièmes de leur volume par l'action du sulfate de cuivre.

Il n'est jamais trop tôt pour employer le sulfate de cuivre dans le croup, car dans une épidémie meurtrière où tous les individus atteints succombent s'ils ne sont promptement secourus par cet agent, ce sel, employé au début, fait sortir beaucoup de mucosités, les coagule en s'y combinant, les modifie, rend leur résorption impossible, fait cesser leurs qualités toxiques, fait ainsi disparaître la substance productrice des fausses membranes, donne plus de prise à l'action expulsive, raffermit les tissus, prévient l'engorgement, les suffocations, l'asphyxie, la carbonisation du sang et la cyanose permanente qui en est la suite, prévient l'intoxication générale ; tandis que si on laisse marcher la maladie, ou qu'on ne la traite que par des moyens inefficaces, la cyanose ne tarde pas d'arriver, devient permanente ; le sang a perdu ses qualités vitales, le malade ses forces, et le mal devient incurable par tous les moyens. Le sulfate de cuivre employé au début peut donc être considéré comme moyen préventif, ou du moins abortif; lorsque l'effet du sulfate de cuivre est produit, c'est-à-dire que toutes les fausses membranes ont été expulsées, ce que l'on reconnaît aux formes diverses qu'elles revêtent, selon le siège qu'elles occupent; savoir : celles des bronches, sous forme de tuyaux de plumes ou d'arborisation ; celles de la trachée, sous forme de plaques plus ou moins étendues; et celles des ventricules du larynx, sous forme de fèves, de haricots ou de globules arrondis, plus ou moins allongés, c'est le moment de suspendre l'emploi de la solution du sulfate de cuivre et de la remplacer, s'il y a lieu, par d'autres agents destinés à combattre les complication ;

Savoir : Les purgatifs en cas de coliques, ou dans la crainte d'une absorption, j'ai employé le calomel avec succès quatre à cinq fois comme évacuant par le bas; le tartre stibié deux fois dans un commencement de pneumonie ; le sel de seignette, uni à l'ipéca, convient dans les complications de dyssenterie ; l'extrait de ratanhia conviendrait dans les hémorrhagies passives, abondantes, que l'on a vues quelquefois survenir à la fin des angines couenneuses dégénérées et mal traitées, etc., etc.

Il existe une différence notable dans l'expulsion des fausses membranes pour le croup et l'angine couenneuse; dans le croup, l'appareil qui en est le siège, c'est-à-dire l'appareil pulmonaire, ressemble à un entonnoir renversé; l'air expiré avec violence passe d'un endroit plus large dans un endroit plus étroit, et ne manque pas d'expulser sûrement toutes les parties détachées ou susceptibles de l'être, lorsque surtout le jeu des muscles employés dans le vomissement s'ajoute à celui des muscles expirateurs.

Les globules arrondis et allongés qui sont logés dans les anfractuosités du larynx ne cèdent que les derniers, à cause de la résistance des cordes vocales. J'ai vu, à deux reprises, leur persistance reproduire les accidents ; ils ont cédé enfin à de nouvelles doses du médicament.

Quant à l'angine couenneuse, il est à observer que dans le pharynx et la bouche les cavités étant plus grandes, l'épithélion plus fort, plus résistant, les sucs plastiques plus abondants, le gonflement plus considérable, le vomissement et l'air expiré y ont moins de prise ; mais ces inconvénients sont compensés par l'action plus directe et plus continuelle du médicament, et, employé de bonne heure, il agit également bien, surtout chez les jeunes sujets, il dégoufle puissamment et rapidement les tissus. On a la facilité, au moyen de crochets mousses ou de pinces, d'accélérer la chute des fausses membranes retardataires. Le sulfate de cuivre ne produit dans les matières albumineuses ou albuminoïdes, qu'un coagulum mou et sémi-liquide, et laisse les fausses membranes molles, ce qui facilite l'expulsion de toutes ces matières ; le nitrate d'argent semble liquéfier l'albumine non coagulée, dessèche, racornit les fausses membranes, les rend plus adhérentes et retarde leur chute ; il les rend même réfractaires à l'action du sulfate de cuivre, lorsque celui-ci est employé le dernier.

Lorsque la matière albumineuse n'a pas encore été concrétée en fausses membranes, le sulfate de cuivre la fait sortir sans détacher l'épithélion, et prévient ainsi la formation de l'angine couenneuse. Je l'ai remarqué chez quelques sujets, et je peux dire chez moi-même, car au milieu de décembre dernier, je fus pris d'un mal de gorge avec douleur et difficulté de la déglutition : un tubercule plat et large se forma au milieu de la langue ; cet organe enflait rapidement ; j'appliquai alors un cristal de sulfate de cuivre, à plat sur le tubercule, et l'y laissai jusqu'à ce qu'une sensation désagréable se fit sentir. Les particules de ce sel, dissoutes par la salive, servirent à gargariser la bouche et le gosier. Je renouvelai ainsi jusqu'à trois fois ; des mucosités abondantes, épaisses et très-gluantes, sortirent bientôt de la langue, du palais et du pharynx ; j'en rendis pendant trois heures et fus complétement débarrassé ; pas une seule parcelle de l'épithélion ne se détacha *(principiis obsta)*; le tubercule fut considérablement réduit : je le touchai deux soirées de suite et il disparut complétement.

Les diphthérites sont donc dues évidemment à une fluxion congestive albumineuse ou albuminoïde, et la généralisation de cette substance dans toute l'économie constitue ce que

j'appelle l'albuminose, qui finit par dégénérer en une intoxication putride; on a trouvé de l'albumine dans les urines de
quelques individus atteints de croup, mais les urines ne sont
pas toujours l'émonctoire par où s'échappe l'albumine, quelques malades la rendent par la peau, et ont une sueur grasse,
gluante et collante, comme j'en pourrais citer de nombreux
exemples, et moi-même je me trouvai dans ce cas, à la fin
de 1853, et les vesicatoires que j'apposai se couvraient d'é-
paisses fausses membranes, qui se reproduisaient avec persistance, tandis que les urines n'offraient rien au réactif, et
par la chaleur, un goût acide et quelquefois sucré persistait
dans la bouche; il n'y avait ni diphthérite ni œdème, mais
bien des douleurs nerveuses atroces.

J'ai néanmoins remarqué que dans certaines enflures, ou
dans l'ascite, on trouve souvent l'acidité de la salive et des
urines coïncider avec l'albuminurie.

Le sulfite de cuivre est un puissant antagoniste de l'albuminose localisée; le serait-il de l'albuminose générale? Il
est probable, mais les faits ne sont pas assez nombreux pour
l'établir péremptoirement. Je m'appesantirai ici spécialement
sur l'action qu'exerce le sulfate de cuivre sur le pharynx,
et qu'aucun autre agent ne possède au même degré, c'est-à-
dire la propriété qu'il possède d'exciter la contraction spasmodique de cet organe qui refoule et lance le liquide dans le
larynx et les narines. Il faut que sa solution soit assez concentrée, pure et sans mélange, les sirops et le sucre n'étant
destinés qu'à affaiblir son action ou à la neutraliser. Je ne
pense pas qu'il faille l'employer à l'état de vapeurs vésicu-
laires, car, comme il n'est que peu ou point vaporisable, on
risquerait de n'administrer que de la vapeur aqueuse. Peut-
être pourrait-on le faire pénétrer dans les voies aériennes à
l'état de liquide médicamenteux poudroyé, si l'on avait les
instruments convenables.

Le sulfate de cuivre est le moyen le plus efficace contre
le croup; il est d'une solubilité extrême, d'une expansibi-
lité très-grande sur les tissus, d'une inocuité complète,
n'étant jamais toléré à doses suffisantes sur l'estomac; c'est
le plus puissant antagoniste de l'albuminose, je l'ai déjà dit.

En effet, il coagule instantanément le blanc d'œuf, avec lequel il forme un composé mou; il se comporte avec les sucs plastiques albuminoïdes de la diphthérite exactement comme avec l'albumine de l'œuf, et en en débarrassant complétement les tissus, qu'il raffermit, il en empêche la résorption ultérieure; bien plus, il en excite l'expulsion immédiate par la toux et le vomissement; il déterge, à un degré de concentration suffisante, les tissus, sans attaquer leur texture. En cet état, il est le plus sûr et le plus prompt des vomitifs, et n'est pas toléré par l'estomac.

Exemple. Le sieur Dutour, de Chavechat, commune de Saint-Amant-Roche-Savine, âgé de 30 ans, homme fort et robuste, avait eu une angine couenneuse mal traitée; il avait gardé une voix nasillarde, une gène de la déglutition, une sensation de soupape derrière la glotte, un engorgement des amygdales qu'on sentait au doigt. Une dose de 25 centigrammes sur 100 grammes lui fut administrée, dose insuffisante qui, avalée à doses rapprochées, ne produisit absolument aucun effet. Deux jours plus tard, il prit une nouvelle dose d'un gramme sur 100 grammes; l'effet fut très-prononcé; une partie du liquide pénétra dans le larynx, excita une forte toux et fit sortir beaucoup de mucosités; l'autre portion fut rejetée dans les narines, fit sortir une grande quantité de liquides aqueux, puis beaucoup de mucosités gluantes, fit rendre beaucoup de larmes. Nouvelle dose, nouveaux effets semblables. Il voulait suspendre et fut engagé à continuer. Après deux jours il fut complétement guéri. Il lui restait la moitié de sa potion, dont il se servit pour guérir un enfant de son village atteint du croup.

Autre Exemple. Cinq enfants du village de Pissocher, commune de Domaize, sont pris simultanément du croup, l'été dernier; ils sont de l'âge de 2 et 3 ans. On leur conseille et on leur donne, à Courpière, à chacun une potion composée d'une trop faible dose de sulfate de cuivre. Ces cinq potions sont consommées inutilement. On me consulte pour un d'eux, âgé de 2 ans; une potion de 70 centigrammes sur 100 grammes lui est prescrite à doses répétées; après quelques prises, il vomit des glaires et les fausses membranes; alors on emploie le même médicament pour les quatre autres; le même effet se répète pour tous, et le lendemain matin les cinq enfants sont débarrassés de leur croup : d'où l'on voit que c'est moins le volume que l'intensité de la dissolution qui produit le résultat désiré.

Un enfant de Saint-Just-de-Baffie, âgé de 11 mois, prend une faible portion d'une potion composée de 125 centigrammes sur 100 grammes de véhicule ; dans quelques heures, il est débarrassé d'un croup qui datait de deux jours.

Le 14 avril 1860, à huit heures du matin, je fus consulté, à Cunlhat, pour une jeune fille de 12 ans, qu'un confrère avait traitée depuis sept jours par divers moyens, sans aucun résultat, d'une angine couenneuse menaçant de passer à l'état de croup, puisqu'un commencement de cyanose se manifestait. Il lui fut prescrit et administré une solution de sulfate de cuivre d'un gramme 30 centigrammes sur 100 grammes d'eau limpide. Cette dose fut intégralement consommée dans trois heures de temps, et à midi le père me rapportait que sa fille était totalement débarrassée, qu'elle avait vomi plus d'une demi-écuellée de matières glaireuses d'un gris jaunâtre, surmontant des plaques plus blanches en quantité notable. Il lui fut conseillé du sirop de gomme et du gruau d'avoine. Elle fut prise d'un doux sommeil et entra en pleine convalescence immédiatement.

Je pourrais multiplier ces exemples, mais je me borne là pour le présent.

Jusqu'à quelle période du croup doit-on employer le sulfate de cuivre? Je suis d'avis de le donner jusqu'à la dernière période, tant que le malade est capable d'avaler et de vomir, et toujours le premier de tous les remèdes, attendu qu'il est le plus efficace, tandis qu'on ne l'administre que le dernier et à doses insuffisantes. Je suis d'avis de le faire avaler même dans l'angine couenneuse, parce que le vomissement est utile, et qu'en imprégnant le commencement du tube digestif, il prévient l'absorbtion de la matière ichoreuse dans ses parties.

Il n'y a rien à craindre de l'emploi de ce médicament, car sur plus de cent fois que je l'ai employé, je n'ai jamais remarqué un seul effet toxique, et aux doses où on le conseille

contre le croup ou l'angine couenneuse, il est d'une inocuité
complète. Son absorption serait plus facile à faibles doses
qu'à des doses plus élevées, parce que, dans ce dernier cas,
il n'est pas toléré, et lorsqu'il produit une action sensible
et qu'il produit un flux abondant, il est peu probable qu'il
soit absorbé dans un organe où cette action s'opère; et d'ailleurs, absorbé à faibles doses, il ne saurait produire aucun
mal, comme on l'observe lorsqu'on l'emploie pour le sou-
lagement des cancers internes ; et celui qui conserverait
quelques doutes n'aurait qu'à employer un purgatif pour faire
cesser ses craintes. C'est ce que j'ai fait au début de ma pratique, où je sacrifiais beaucoup de temps et administrais le
médicament moi-même pour en mieux étudier l'action ; et
je conseille aux autres d'en faire autant lorsqu'ils ne sont pas
accoutumés à son emploi. Je l'ai vu deux ou trois fois produire un effet purgatif, mais sans aucun autre mauvais effet.

Le dosage est une question fort essentielle ; il doit varier
selon l'âge, la constitution, le tempérament et l'idiosyncrasie
des individus ; selon la pureté du médicament, l'ancienneté
de la maladie et l'intensité de l'épidémie ; et pendant l'administration, sa concentration doit être augmentée ou diminuée,
selon les effets qu'il produit. En général, la dose minimum
doit être de 25 centigrammes sur 125 grammes de véhicule
chez les très-jeunes sujets ; je l'ai administré à la dose de
1 gramme et même de 1 gramme 25 centigrammes sur cent
grammes d'eau distillée chez les adultes et chez ceux qui
ont passé la puberté, et cela sans mauvais résultat.

Quant à la répétition des doses, elle doit être d'autant plus
fréquente que la maladie est plus grave et le danger plus
pressant ; il faut donner les prises toutes les dix minutes ou
tous les quarts d'heure, et continuer jusqu'a ce que le vomissement ait été produit, et continuer ainsi jusqu'à l'expulsion complète de toutes les glaires et de toutes les variétés de
fausses membranes qui peuvent exister, et notamment dans
le croup, et ne cesser que lorsqu'on suppose que tout est
sorti. Le volume des doses varie depuis une demi cuillerée à
café jusqu'à une demi-cuillerée à bouche, selon l'âge. Plus
la solution est concentrée, plus les doses sont rapprochées,
plus l'administration du médicament est faite de bonne heure,

et plus les effets en sont sûrs et prompts, pourvu que la cyanose ne soit pas devenue permanente, ou que les forces ne soient complétement éteintes, cas dans lesquels aucune médication n'est sûre de réussir.

Afin d'éviter que le médicament ne soit noyé et affaibli dans l'estomac, je ne permets pas de boisson avant que plusieurs doses ne soient données et que le vomissement n'ait eu lieu plusieurs fois. Les sucs gastriques et les glaires suffisent au vomissement ; il faut suspendre quand il cesse et donner alors des boissons sucrées ou sirupeuses, ou du lait.

Les succédanés du sulfate de cuivre ne se rencontreront que dans ses congénères, ceux de zinc, de fer ou d'alumine : en solution aqueuse, ils participent à des degrés variés, mais à un bien moindre degré, à ses précieuses qualités ; comme lui ils coagulent l'albumine, mais leurs preuves ne sont pas encore faites.

Le soufre et les alcalins paraissent être des moyens préventifs des diphthérites, qui semblent formées par l'albuminose, le premier, en faisant sortir beaucoup de glaires, les seconds, en atténuant les humeurs et liquéfiant les sucs albumineux du sang et absorbant les acides.

Dans l'angine couenneuse, s'il se forme des ampoules qui résistent a l'action du sel de cuivre, il faut les ouvrir pour en faire écouler la sanie qui, par son séjour, produirait un liquide toxique, et les gargariser avec le sulfate de cuivre et plus tard avec la solution de chlorate de potasse, plus tard encore avec des gargarismes toniques et détersifs.

Dans ces deux dernières années, j'ai pu constater, par la pratique de mes confrères qui suivent mes conseils et ma méthode, mais qui sont toujours timorés, que les doses sont généralement trop faibles et obtiennent difficilement le vomissement. J'ai pu me convaincre également que les jeunes sujets supportent des doses dans la proportion d'un centième et même d'un quatre-vingtième sans aucun inconvénient, et cela avec une innocuité complète, car sur environ 100 cas de l'emploi de ce médicament, soit dans le croup, soit dans l'angine couenneuse, etc., je n'ai pas remarqué un seul effet toxique. Rien n'est remarquable comme la rapidité avec laquelle la solution de sulfate de cuivre débarrasse les individus atteints de croup ou d'angine couenneuse, témoins les quatre membres de la famille des Grolet, des Rodilles. commune de Tours, âgés de 16 à 50 ans, le sieur Michel Charbonnier, âgé de 35 ans, et la fille Gamonet, âgée de 14 ans, les deux derniers habitant au bourg de Cunlhat, tous atteints d'angine couenneuse intense, avec gonflement des tissus voisins, lesquels ont été débarrassés complétement, dans le court espace de temps de 5 à 6 heures, par une solution de sulfate de cuivre au centième en poids, et la convalescence a été immédiate, car ces individus ont pu manger le lendemain et vaquer à leurs travaux ordinaires.

La proportion des guérisons par cette méthode est immense, car, sur les 38 ou 39 cas de croup que je connais traités par mes conseils, on ne compte que 3 morts, et sur toutes les angines couenneuses, on ne compte réellement point de mort, car je ne puis mettre sur le compte de ce médicament les trois décès arrivés dans le village du Coudert, commune de Brousse, chez des personnes avancées en âge, qui, après avoir subi un traitement au nitrate d'argent pendant 8 ou 10 jours, sans résulat, ont été prises d'hémorrhagies passives très-abondantes et de congestions pulmonaires, et furent tardivement et sans discernement soumises à l'usage du sulfate de cuivre, en prenant le résidu des potions qui avaient servi à guérir des personnes de leur voisinage. Je suis dans l'usage d'ordonner l'emploi de la solution de sulfate de cuivre dans le croup et l'angine couanneuse de prime abord et avant tout autre traitement, et cela à dose suffisante fréquemment répétée, jusqu'à production du vomissement, de la toux convulsive et de l'expulsion de toutes les fausses membranes et de toutes les glaires mucoso-albumineuses, car c'est à l'albuminose que j'attribue ces maladies, comme je l'ai annoncé, il y a déjà dix-huit mois, à l'Académie impériale de Médecine, par l'entremise de S. Exc. M. le Ministre de l'Intérieur, au *Journal de Thérapeutique*, qui n'a reproduit qu'une faible portion de mon article, et a la Société médicale de Clermont, qui n'a pas encore répondu à cette question. C'est ce qui m'engage à rendre tous ces faits publics, car je considère mon procédé comme le vrai traitement méthodique et rationnel du croup et de l'angine couenneuse. C'est en suivant une pareille méthode que j'ai pu obtenir un si grand nombre de guérisons ; c'est pour ne l'avoir pas comprise qu'un grand nombre de praticiens éprouvent tant de revers. Qu'ils suivent mes conseils et ma méthode, et je leur prédis d'innombrables succès.

Je lance donc dans le domaine public les pages qui précèdent, comme un bienfait et comme la consolation des mères de famille, car je déclare avec une profonde conviction que, traités de la sorte, le croup et l'angine couenneuse sont des maladies des plus curables. Je ne chercherai pas ici à blâmer les autres méthodes ou procédés, c'est à l'expérience à en venir faire justice ; mais en admettant pour vrais tous les faits publiés depuis quelques années, on verra l'énorme différence qu'il y a entre eux et l'exposé qui précède.

Le sulfate de cuivre étant le moyen le plus efficace, le plus sûr et le plus prompt contre le croup et l'angine couenneuse, il est méthodique et rationnel de l'employer le premier et de lui donner la préférence tant qu'un meilleur moyen ne sera pas découvert ; et en l'administrant, si l'on s'aperçoit que l'effet qu'on en attend n'est pas produit de bonne heure, il faut augmenter la proportion du médicament. S'il se rencontre des enfants récalcitrants qui ne veuillent pas avaler, il faut leur injecter la solution par les narines, au moyen d'une petite seringue, et le pharynx remplira son rôle également.

Lorsque les fausses membranes existent, que peut-on attendre des saignées générales ou locales, des vésicatoires et des sinapismes ? Ils ne servent qu'à faire perdre un temps précieux, et ne sauraient expulser les sucs plastiques et les fausses membranes. Ils ne peuvent convenir que dans des cas tout à fait exceptionnels, et comme des auxiliaires, les saignées, en cas de pléthore excessive ; la surface des vésicatoires est couverte de fausses membranes lorsque l'albuminose générale précède leur emploi, mais certes ils ne la produisent pas, comme également ils ne la font point cesser. Lorsque la mauvaise odeur de la diphthérite se fait sentir, des aspirations de vapeurs iodées pourraient être utiles, comme je les ai vues réussir plusieurs fois dans les cavernes pulmonaires ou les vomiques ; elles font rapidement cesser la mauvaise odeur et sont un puissant cicatrisant ; dans le croup putride, elles ne sauraient être qu'un auxiliaire et un palliatif.

Passant en revue les divers moyens les plus recommandés et les plus usités dans le croup, je dirai que l'émétique a été, pour ainsi dire, proscrit par le corps médical de Paris, comme trop hyposthénisant et souvent infidèle, n'ayant point d'action spéciale sur le pharynx, ne pénétrant pas directement dans la trachée, ne détachant point les sucs plastiques et les fausses membranes et ne les expulsant qu'incomplétement. Sa vertu spéciale, employé comme altérant, est d'exciter la résorption intertiscielle, mais, dans ce cas, il ne pourrait faire résorber des corps étrangers devenus solides, et, dans le croup putride, s'il faisait résorber les sucs ichoreux, il ne ferait qu'aider à l'intoxication générale.

Quant au chlorate de potasse, il a bien la vertu de coaguler l'albumine en grumeaux callibottés, mais il ne pénètre pas dans le larynx et n'a d'ailleurs aucune vertu expulsive. En venant au calomel, je dirai qu'il gonfle les tissus, notamment ceux de la bouche et du pharynx, et produit des angines couenneuses imitant celles de la diphthérite, moins graves, il est vrai, mais cependant nuisibles et prolongeant beaucoup les convalescences. Il n'a aucune qualité expulsive, et s'il est vrai qu'il diminue la plasticité du sang, sa pénétration dans le torrent circulatoire semble substituer l'intoxication hydrargyrique à l'intoxication diphthérique, si tant est qu'elle ne l'y ajoute pas.

Quant au nitrate d'argent, sa vertu caustique ne s'exerce réellement qu'au point du contact et ne devance pas les progrès des fausses membranes, par conséquent ne prévient pas le croup ; il en retarde même la chûte, en les durcissant et en les rendant plus adhérentes, et il n'a aucune action expulsive.

Afin de rendre plus claires toutes ces propositions, je me suis livré à des expérimentations faites avec toutes ces sub-

stances sur le lait et le blanc d'œuf, et voici les résultats
que j'ai obtenus :

Effets sur le Lait de diverses substances salines.

1° Savoir : Sulfate de cuivre, coagulum mou au fond du
liquide ;

2° Avec le chlorate de potasse, coagulum cailloté ;

3° Avec l'iodure de potassium, pas de caillots, décompo-
sition du sel, dépôt noir, composé d'iode au fond du vase ;

4° Avec l'émétique, pas de changement sensible ;

5° Avec le nitrate d'argent,   *Id.*

6° Avec le bicarbonate de soude, *Id.*

7° Avec le calomel, pas de changement non plus.

Action des mêmes Sels sur l'Albumine de l'œuf.

1° Avec le sulfate de cuivre, coagulum rapide et mou ;

2° Avec le nitrate d'argent, disparition de l'apparence
albumineuse, liquéfaction complète ;

3° Avec le chlorate de potasse, quelques grumeaux res-
semblant au germe d'un œuf ;

4° Avec le tartre stibié, pas d'apparence de changement ;

5° Avec le calomel, pas de changement sensible.

Les sulfates de zinc, d'alumine et de fer se comportent
avec les substances précédentes comme le sulfate de cuivre,
mais moins vite et moins fort, même à doses triples. Le sulfate d'alumine produit les coagulums les plus intenses ; ceux
par le zinc sont beaucoup plus ténus ; la solution de sulfate
de fer, qui est altérable, a des effets variables, selon son

ancienneté. J'ai rendu plusieurs personnes , et notamment des médecins et des pharmaciens, témoins de ces expériences. La supériorité d'action réside dans le sulfate de cuivre.

CONCLUSIONS.

La solution de sulfate de cuivre a la supériorité sur tous les autres médicaments dans le traitement du croup et de l'angine couenneuse et peut être, à juste titre, regardée comme le vrai remède contre ces maladies. A la dose de 1 gramme à 1 gramme 25 centigrammes sur 100 grammes d'eau distillée, son effet est sûr et prompt et peut convenir à tous les âges. Il est d'une inocuité complète, pourvu que l'on s'arrête lorsque l'effet désiré est produit. C'est à la prudence du praticien à modifier les doses suivant les circonstances. Donner, dès le début, à doses rapprochées, sans boissons intermédiaires et sans mélange ; le volume des doses seul doit varier selon l'âge. Je me contente d'ajouter, en finissant : Lisez , méditez , expérimentez , et vous serez bientôt convaincu de la sincérité de l'exposé qui précède.

Le Docteur **MISSOUX**, *de Fournols.*

AMBERT,—IMPRIMERIE DE GRANGIER.